BEI GRIN MACHT SICH IHR WISSEN BEZAHLT

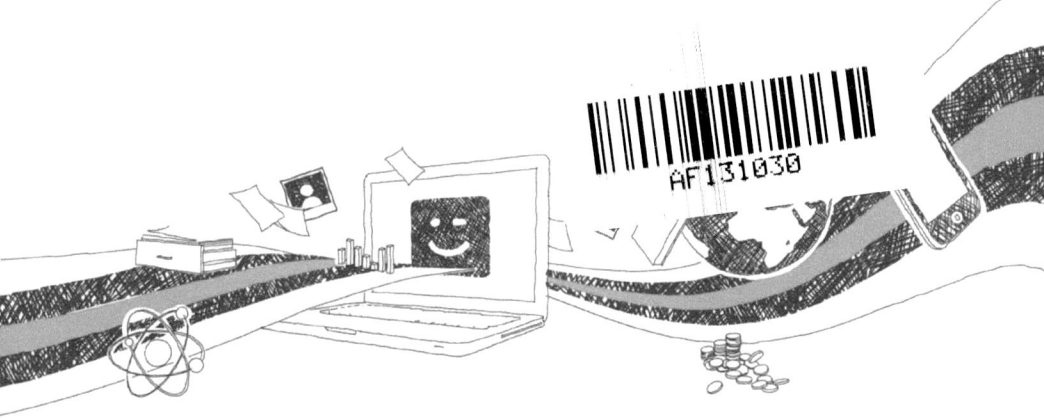

- Wir veröffentlichen Ihre Hausarbeit,
  Bachelor- und Masterarbeit

- Ihr eigenes eBook und Buch -
  weltweit in allen wichtigen Shops

- Verdienen Sie an jedem Verkauf

Jetzt bei www.GRIN.com hochladen und kostenlos publizieren

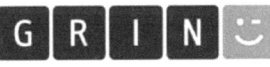

Bibliografische Information der Deutschen Nationalbibliothek:

Die Deutsche Bibliothek verzeichnet diese Publikation in der Deutschen National-
bibliografie; detaillierte bibliografische Daten sind im Internet über http://dnb.d-
nb.de/ abrufbar.

Impressum:

Copyright © 2016 GRIN Verlag, Open Publishing GmbH
Druck und Bindung: Books on Demand GmbH, Norderstedt Germany
ISBN: 9783668491144

Dieses Buch bei GRIN:

http://www.grin.com/de/e-book/371271/geragogik-grundlagen-und-lernfelder-im-
alter

Stefanie Loibingdorfer

Geragogik. Grundlagen und Lernfelder im Alter

GRIN Verlag

GRIN - Your knowledge has value

Der GRIN Verlag publiziert seit 1998 wissenschaftliche Arbeiten von Studenten, Hochschullehrern und anderen Akademikern als eBook und gedrucktes Buch. Die Verlagswebsite www.grin.com ist die ideale Plattform zur Veröffentlichung von Hausarbeiten, Abschlussarbeiten, wissenschaftlichen Aufsätzen, Dissertationen und Fachbüchern.

Besuchen Sie uns im Internet:

http://www.grin.com/

http://www.facebook.com/grincom

http://www.twitter.com/grin_com

Kolleg für Sozialpädagogik der Diözese Linz

SEMINARARBEIT

PÄDAGOGIK

GERAGOGIK –
GRUNDLAGEN UND LERNFELDER IM ALTER

vorgelegt von
Stefanie Loibingdorfer

Linz, am 18. Mai 2016

Inhaltsverzeichnis

1. Allgemeines

1.1 Begriffsdefinition und Abgrenzungen

Der Begriff ‚Geragogik' entstammt einerseits den griechischen Worten ‚Geraios/Geraros', welche mit ‚alt' oder ‚der Alte' übersetzt werden können, und andererseits dem Wort ‚ago', was ‚ich führe/leite' bedeutet (vgl. Bubolz-Lutz, Gösken, Kricheldorff und Schramek 2010, S. 11). Demzufolge kann man bei der Geragogik von der Führung und Leitung älterer Personen sprechen. Sie bildet im menschlichen Lebensverlauf die Fortsetzung der Pädagogik und der Andragogik (vgl. Sachs 2009, Stand: 13.02.2016).

„Geragogik ist jenes Teilgebiet der Gerontologie und Erziehungswissenschaften, das sich in Forschung, Lehre, Theorie und Praxis mit allen Problemen, Lerninhalten und Lernprozessen befasst, die mit dem Altern und dem Alter zusammenhängen." (Wingchen 2004, S. 52) Bacher (o.J., Stand: 12.02.2016) fasst diese Definition wie folgt zusammen: „Die Geragogik befasst sich in der Praxis und in der Theorie mit Fragen, die mit der Bildung von alternden Menschen zu tun haben." Demzufolge vereint auch die Geragogik als pädagogische Disziplin Wissenschaft und Praxis. Die Geragogik wird dabei in drei zentrale Bereiche unterteilt. Der erste Bereich widmet sich ausschließlich dem wissenschaftlichen Aspekt der Altenbildung, also der Erforschung von Bildungsprozessen und Entwicklung von Bildungskonzepten im Alter. Der zweite Bereich beschäftigt sich mit der aktiven Bildungsarbeit von Älteren und mit der Aufklärung über den Prozess des Alterns für Personen jeden Alters und richtet sich an die Klientinnen und Klienten. Im dritten Bereich geht es um die Aus- Fort- und Weiterbildung jener Personen, die mit alten Menschen arbeiten und sie im Bildungsprozess begleiten und unterstützen (vgl. Bubolz-Lutz et al. 2010, S.14; Mitterlechner 2011, Stand: 13.02.2016).

Die Notwendigkeit der Bildung im Alter begründet sich in erster Linie in der Tatsache, dass Bildung ein lebenslanger Prozess ist, der zu keinem Zeitpunkt des Lebens abgeschlossen werden kann. Aufgrund des ständigen gesellschaftlichen Wandels, sowie der kontinuierlichen kognitiven Forderung als lebensverlängernde Maßnahme durch das Hinauszögern von kognitiven und motorischen Verkümmerungserscheinungen sind wir Menschen bis ins hohe Alter aufgefordert und eingeladen uns ständig weiterzubilden (vgl. Bubolz-Lutz et al. 2010, S. 11). Unter Bildung versteht man jedoch nicht nur das gezielte Aneignen und Erweitern von Fertigkeiten, Fähigkeiten und Wissen, sondern einen aktiven handlungsbezogenen Prozess, welcher aus der Reflexion eigener Erfahrungen resultiert. Das Entwickeln von Individualität im Hinblick auf die eigenen Bedürfnisse, Ziele, Wertvorstellungen, Talente und persönlichen Sichtweisen in Bezug auf sich selbst, das soziale Umfeld und die Gemeinschaft hat in der Bildung einen hohen Stellenwert (vgl. Bubolz-Lutz et al. 2010, S. 27).

Es gibt einige Bereiche, die mit der Geragogik verwandt sind. Darunter versteht man zum Beispiel die Gerontagogik, welche meist mit der Geragogik gleichgesetzt wird, da eine Abgrenzung dieser beiden Bereiche schwierig ist. Die Gerontologie wiederum beschäftigt sich ausschließlich mit dem wissenschaftlichen Aspekt der Altenbildung und klammert dabei den praktischen Anteil aus (vgl. Deutscher Bildungsserver o.J., Stand: 13.02.2016). Die Geriatrie beschäftigt sich mit der Gesundheit im Alter im medizinischen, psychologischen und sozialen Sinn, sowie mit auftretenden Krankheiten in der zweiten Lebenshälfte (vgl. Universitätsklinikum Jena o.J., Stand: 13.02.2016).

1.2 Geschichte der Geragogik

Bildung im Alter ist durchaus kein neues Phänomen, sondern wurde bereits in der Antike als überaus sinnvoll erachtet. Generell lässt sich jedoch sagen, dass es in Bezug auf die Bedeutung der Bildung im Alter im Laufe der Geschichte sehr unterschiedliche Auffassungen gab, sowohl im gesellschaftlichen Sinn, als auch individuell. So wurde zum Beispiel Bildung bis Mitte des 18. Jahrhunderts nicht nur auf Kinder und Jugendliche beschränkt, sondern galt als Ideal für sämtliche Menschen in allen Lebensphasen (vgl. Bubolz-Lutz 2010, S. 37). Das gesamte irdische Leben sollte nach den damaligen Wertvorstellungen erfüllt gelebt und richtig vollendet werden, um ein glückliches Leben nach dem Tod beginnen zu können, was lebenslange Bildung voraussetzte (vgl. Paloús 1979; zit. nach Bubolz-Lutz 2010, S. 37). Aristoteles wiederum hatte ein durchaus negatives Bild von alten Menschen. Er war der Meinung, dass das Wesen Älterer von Streitsucht geprägt ist und erachtete den Prozess des Alterns lediglich als Abbau. Er ging auch so weit, das Altern als natürliche Krankheit zu werten. Diese Ansicht wird nach heutigen Ansichten in der Wissenschaft keinesfalls mehr geteilt (vgl. Wingchen 2004, S.12).

Die ersten wissenschaftlichen Untersuchungen in Bezug auf das Alter wurden im 17. Jh. durchgeführt. Dabei beschäftigten sich Wissenschaftler in unterschiedliche Fachrichtungen mit den Veränderungen, die sich im Prozess des Alterns ergeben. Neben der Biologie, der Medizin, der Psychiatrie, der Psychologie und der Soziologie wurde auch der pädagogische Aspekt des Alterns beleuchtet und erforscht, welcher heute unter den Begriffen ‚Gerontagogik' und ‚Geragogik' bekannt ist (vgl. Wingchen 2004, S. 12). Letzterer wurde 1965 von Hilarion Petzold erstmals gebraucht und wird bis heute bevorzugt in Verbindung mit der Altenbildung verwendet (vgl. Wingchen 2004, S. 51).

2. Grundlagen der Geragogik

2.1 Zielgruppen und Relevanz der Geragogik

Geragogische Arbeit richtet sich nicht nur an die älteste Generation unserer Gesellschaft, da Alten- und Altersbildung für Personen in jeder Phase des Lebens von Bedeutung ist. Schließlich will auch der Prozess des Alterns gelernt sein. Je früher und intensiver eine Auseinandersetzung mit dieser Thematik erfolgt, desto besser gelingt in der Regel die Bewältigung des Alltags im Alter. Aus diesem Grund umfasst das Feld der Klientinnen/Klienten, sowohl Kinder, als auch Personen vor der Pensionierung, alte Menschen und die in der Altenarbeit tätigen Personen (Wingchen 1995, S. 25ff).

Die Bedeutung des früh erlernten Alters begründet sich dahingehend, dass die Vorstellungen über das Wesen und den Charakter, die körperliche und geistige Verfassung, sowie die gesellschaftliche Rolle des alten Menschen bereits in frühester Kindheit geprägt werden und sich in den folgenden Lebensabschnitten festigen. Fakt ist, dass Kinder betagte Menschen eher mit negativen und introvertierten Eigenschaften und Charakterzügen in Verbindung bringen. Krankheit, Zurückgezogenheit und Untauglichkeit sind nur einige Schlagwörter, die Kindern zuerst einfallen, wenn sie an Seniorinnen/Senioren denken. Teilweise wird dieses negative Fremdbild durch Darstellungen alter Menschen in Werbungen und Märchen, wie zum Beispiel die böse Hexe, gefördert. Obwohl Kinder in Bezug auf ihr eigenes Alter durchaus optimistische Vorstellungen haben und diesen letzten Lebensabschnitt als angenehm und positiv in gesellschaftlicher, finanzieller und persönlicher Hinsicht beschreiben, verändert sich dieser kindliche Optimismus im Laufe des Lebens analog zum Fremdbild alter Personen, die Kindern durch diverse äußerliche Einflüsse mitgegeben werden. Die Altenbildung sieht aus diesem Grund ihre Aufgabe darin, Kindern ein realistisches Bild vom Alter und Altern zu ermöglichen, um diesen Extremen bezüglich der Einstellungen dem Alter gegenüber entgegenzuwirken und die Kinder darauf vorzubereiten, was sie im letzten Lebensabschnitt möglicherweise wirklich erwarten wird (vgl. Wingchen 1995, S. 28ff). Die konkrete Umsetzung kann unter anderem vor allem im direkten Kontakt zwischen Kindern und älteren Personen umgesetzt werden, beispielsweise durch Spielenachmittage in Altenheimen. Wichtig ist, diese ‚Begegnungen‘ unter ein bestimmtes Motto oder Thema zu stellen, um beispielsweise durch eine gemeinsame Aktivität anfänglichen Hemmungen im gegenseitigen Kontakt entgegenzuwirken und das Kennenlernen und Begegnen auf möglichst ungezwungener Basis zu ermöglichen.

Die persönliche Auseinandersetzung mit der künftigen Lebensgestaltung nach der Pensionierung ist ebenso bedeutsam, da festgestellt wurde, dass Menschen, die noch im Berufsleben stehen und bereits Pläne und Vorstellungen bezüglich des nächsten Lebensabschnittes haben, viel besser mit der Umstellung vom Arbeitsalltag auf die Pensionierung zurechtkommen. Die persönliche Wahrnehmung in Bezug auf die Umstellung von der Berufstätigkeit auf die Pension hängt aber auch von der individuell empfundenen Attraktivität der beruflichen Tätigkeit, als auch von der eigenen Sichtweise im Hinblick auf die Pensionierung und die damit verbundenen Lebens- und Alltagsveränderungen ab. Bereits im Alter von fünfzig bis fünfundfünfzig Jahren ist eine gezielte Auseinandersetzung mit dieser Thematik bereits zu empfehlen. Die Betreffenden sollen in diesem Zeitraum beginnen, sich über den bevorstehenden Ruhestand und dessen Gestaltung klar zu werden. Neben den genauen Vorstellungen und konkreten Plänen, ist dabei vor allem eine positive Einstellung in Bezug auf die kommende Lebensphase essentiell. Es gibt dahingehend auch Angebote in Form von Altersvorbereitungskursen, die von einigen Arbeitgebern organisiert und angeboten werden, jedoch in den meisten Fällen von den Arbeitnehmern nicht genutzt werden. Allerdings haben ein Drittel aller Befragten einer Untersuchung angegeben, sich gedanklich mit dem Lebensabschnitt nach der Pensionierung auseinandergesetzt zu haben. Der wichtigste Aspekt der Altenbildung mit Berufstätigen vor der Pensionierung ist bei den Betreffenden das Bewusstsein zu wecken, sich für neue ‚Lebensinhalte‘ zu öffnen und diese bereits in der letzten Phase des Berufslebens in den Alltag zu integrieren. Interessen, Hobbys und soziale Kontakte sollen der sogenannten Altersehe entgegenwirken, da ansonsten die Gefahr besteht, dass der Lebenssinn schlagartig erlischt, wenn die Partnerin/der Partner plötzlich stirbt (vgl. Wingchen 1995, S. 32ff).

Die Grundlage der Arbeit mit alten Menschen im geragogischen Kontext bildet die Lebensbewältigung. Es soll das höchste Maß an Autonomie und Selbstständigkeit im Alltag erhalten bleiben, welche für die individuelle Seniorin/den individuellen Senior möglich ist und somit zur Verzögerung auftretender Verkümmerungserscheinungen beitragen. Die Bildungsarbeit mit Älteren soll ihnen dabei die Möglichkeit geben, Wissen und Kenntnisse zu vertiefen, um die sich fortlaufend verändernde Welt verstehen und nachvollziehen zu können. Da klassische Bildungseinrichtungen, wie die Volkshochschule, nur von vier Prozent der Seniorinnen/Senioren zur Weiterbildung genutzt werden, ist es von zentraler Bedeutung, dass diesbezüglich Angebote der Geragogik möglichst vielen älteren Personen zugänglich und vertraut werden. Darum findet geragogisches Arbeiten meist an Orten und in Einrichtungen statt, welche hauptsächlich von Seniorinnen/Senioren genutzt werden, wie es beispielsweise in Alten- und Pflegeheimen der Fall ist. Aber auch Wissensbörsen, wo die Kenntnisse und Lebenserfahrungen der Seniorinnen/Senioren an Zweite vermittelt werden, sowie Erzähl-Cafés, die regelmäßig unter Vorgabe bestimmter Themen stattfinden, Theatergruppen, Selbsthilfegruppen und Wohngemeinschaften sind praxisnahe Beispiele für die möglichen Einsatzbereiche der Geragogik in Bezug auf die Zielgruppe der alten Personen (vgl. Wingchen 1995, S. 37ff).

Um geragogische Angebote überhaupt ermöglichen zu können, bedarf es der Aus- Fort- und Weiterbildung jener Personen, die in der Altenarbeit tätig sind. Ihnen soll durch die Altenbildung umfassendes und wissenschaftlich fundiertes Wissen bezüglich der Möglichkeiten im Bildungsbereich mit alten Personen zuteilwerden, damit diese Kenntnisse im Praxisfeld ein- und umgesetzt werden können (vgl. Wingchen 1995, S. 49f). Diese Zielgruppe der geragogischen Arbeit wird meist im Zuge der Ausbildung zur Altenfachbetreuerin/zum Altenfachbetreuer mit den Inhalten der Geragogik vertraut gemacht. Es gibt zwar Studienrichtungen, welche sich ausschließlich dem geragogischen Aspekt der Altenarbeit widmen, jedoch ist dieses Berufsbild in unserer heutigen Arbeitswelt noch nicht verbreitet, weshalb es nur sehr wenige ganzheitlich ausgebildete Geragoginnen/Geragogen gibt, die in der Praxis ausschließlich im Altenbildungsbereich tätig sind (vgl. Bubolz-Lutz et al. 2010, S. 227f).

2.2 Ziele der geragogischen Bildungsarbeit

Die beiden Hauptziele der geragogischen Arbeit sind die Lebensbewältigung und die Lebensgestaltung älterer Personen, welche die Basis für konkretere Zielformulierungen bilden (vgl.
Bubolz 1979; zit. nach Wingchen 2004, S. 155). Darunter versteht man die Stärkung des
Selbstwertgefühls alter Menschen, die Förderung ihrer Kommunikationsfähigkeit, das Ermöglichen eines relativ unabhängigen und integrierten Daseins und die Förderung von vorhande-
nen Fähigkeiten und Fertigkeiten (vgl. Diakonisches Werk 1979; zit. nach Wingchen 2004, S.
155).

Zur besseren Übersichtlichkeit lassen sich die geragogischen Ziele auch in vier Kategorien
teilen die jedoch in der praktischen Arbeit ineinander fließen und stets miteinander in Verbindung stehen. Darunter versteht man das Zusammenspiel des kognitiven Bereichs, der Psychomo-
torik, der affektiven Ebene und des sozialen Bereichs.

Im kognitiven Bereich steht der Erwerb von Kompetenzen und Strukturen im Vordergrund. Die
Klientinnen/Klienten werden geistig gefordert und gefördert, indem sie zu eigenständigem Denken ermutigt werden. Das Verstehen von Zusammenhängen, das Anwenden bereits erworbener
Kenntnisse und das Bewerten von vorhandenem Wissen sollen dabei helfen, die im Alter abbau-
ende kognitive Leistungsfähigkeit möglichst aufrechtzuerhalten.

Die psychomotorischen Ziele widmen sich bei alten Menschen der Verzögerung von Verkümmerungserscheinungen in den miteinander verknüpften Bereichen Wahrnehmung und Bewegung. In
der praktischen Umsetzung werden dabei die körperliche Ausdauer, die Entspannungsfähigkeit
und die sensomotorische Koordinationsfähigkeit gefördert, sowie die Grob- und Feinmotorik an-
hand der selbstständigen Durchführung von Alltagstätigkeiten längstmöglich aufrechterhalten.

Der affektive Bereich widmet sich der Sensibilisierung für emotionale Vorgänge. Die Seniorin/der
Senior soll sich der eigenen Haltungen und Einstellungen bewusst werden bzw. bleiben und eigene und fremde Gefühle erkennen und akzeptieren können, sowie unpassende und plötzlich in ext-
remer Ausprägung auftretende Gefühlsaubrüche, wie zum Beispiel aggressive Verhaltensweisen,
kontrollieren und vermeiden lernen.

Die sozialen Ziele sollen die Seniorin/den Senior befähigen ein integriertes Leben in einem funk-
tionierenden sozialen Umfeld zu führen. Da ältere Leute dazu neigen, sich zurückzuziehen und
neuen Bekanntschaften tendenziell eher kritisch gegenüberstehen, wird in der Geragogik Wert
darauf gelegt, die Kommunikationsbereitschaft und die Motivation zur sozialen Teilnahme am
gesellschaftlichen Leben zu fördern. Der Aufbau eines gesunden Selbstbewusstseins und der Er-

werb sozialer Kompetenzen, wie zum Beispiel Kooperationsbereitschaft, tragen dabei erheblich zu einer erfolgreichen sozialen Eingliederung in eine bestehende soziale Organisationsform, wie zum Beispiel in eine Wohngruppe in einem Altenheim, bei (vgl. Wingchen 2004, S. 157).

2.3 Methodische Ansätze

Die Geragogin/der Geragoge bzw. die anleitende Instanz geragogischer Bildungsarbeit nimmt nicht die Position der Lehrerin/des Lehrers ein, die/der ihren/seinen betagten ‚Schülerinnen/Schülern' Wissen vermittelt. In der Geragogik besteht ein wechselseitiges Verhältnis zwischen allen Teilnehmenden in Bezug auf das Lernen und Lehren. Die Seniorinnen/Senioren und Leiterinnen/Leiter (gruppen)geragogischer Aktivitäten bringen alle gleichermaßen Kompetenzen und Kenntnisse mit, von denen alle teilnehmenden Mitglieder jener Aktivitäten profitieren sollen. Durch den gegenseitigen Austausch und das gemeinsame Erarbeiten von Inhalten, (kreativen) Projekten etc., wo jede/jeder ihre/seine Kenntnisse, Fähigkeiten und Erfahrungen einbringen darf und soll, fühlen sich die Seniorinnen/Senioren ernst genommen, was erheblich zum Gelingen geragogischer Bildungsarbeit beiträgt (vgl. Wingchen 1995, S. 86).

Obwohl sich die Leiterin/der Leiter auch als Lernende/Lernender sieht, muss sie/er ausreichend Wissen und umfangreiche Kenntnisse bezüglich der Inhalte und Aktivitäten mitbringen, um eine effektives Arbeiten mit den Klientinnen/Klienten zu ermöglichen. Sie/er soll aber offen sein für die Beiträge der Seniorinnen/Senioren, und deren Wissen und Erfahrungen als Möglichkeit zur Weiterbildung sehen. Schließlich darf nicht vergessen werden, dass alte Menschen sehr reich an Lebenserfahrung sind und selbst gewissermaßen die Rolle der Expertin/des Experten in diversen Bereichen des Lebens einnehmen (vgl. Wingchen 1995, S. 86). Wenn man beispielsweise als Leiterin/Leiter einer Backgruppe eine geragogische Aktivität durchführt, muss man zwar Wissen um Rezept und Vorgehensweise beim Backen haben, jedoch stets offen für Verbesserungsvorschläge seitens der Klientinnen/Klienten sein, die aufgrund ihrer langjährigen Backerfahrungen möglicherweise viel mehr Wissen in diesem Bereich haben und wertvolle Tipps zum Gelingen des Endprodukts geben können. Die Klientinnen/Klienten wiederum werden bei der Zubereitung kognitiv, feinmotorisch und in sozialer Hinsicht gefördert und gefordert. So lernt jede/jeder dazu, gibt gleichzeitig aber auch ihr/sein Wissen weiter, um gemeinsam zu einem gesteckten Ziel zu gelangen.

3. Lernfelder im Alter

3.1 Biografie und Identität

Jeder Mensch hat aufgrund ihrer/seiner individuellen Erlebnisse eine einzigartige Lebensgeschichte. Es lassen sich in den persönlichen Biographien jedoch oft Ähnlichkeiten feststellen, wenn die Betreffenden beispielsweise zur gleichen Zeit gelebt haben und somit ähnliche einschneidende Ereignisse oder Lebensepisoden Teil ihrer Biographie sind. Dies betrifft bei den heutigen Seniorinnen/Senioren beispielsweise den Zweiten Weltkrieg und die Nachkriegszeit. Durch die persönliche und historische Biographie kann die eigene Identität entwickelt werden. Bei der Identität müssen zwei Formen unterschieden werden. Die soziale Identität wird in frühester Kindheit gebildet und von den umgebenden sozialen Umwelteinflüssen geprägt, wie zum Beispiel die Auseinandersetzung mit Normen und Wertvorstellungen. Die persönliche Identität geht einher mit den individuellen Lebenserfahrungen und lässt es zu, bis zu einem gewissen Maß nach den eigenen Interessen und Vorstellungen zu leben und zu handeln, auch wenn sie möglicherweise nicht mit den Ansichten der sozialen Umwelt einhergehen. Eine ausgeglichene Kombination dieser beiden Identitäten ist wünschenswert, da ansonsten die Gefahr einer ‚Identitätskopie‘ oder einer Entfremdung zur sozialen Umwelt besteht. Lebenslange Bildung durch die gezielte Auseinandersetzung mit sich selbst, der eigenen Identität und Biographie und die Reflexion und Verarbeitung von vergangenen, möglicherweise im negativen Sinne einschneidenden Erlebnissen, ist von großer Bedeutung, da sie grundlegend zur Selbstverwirklichung und Entfaltung der eigenen Persönlichkeit beiträgt, was in weiterer Folge positive Auswirkungen auf die Lebensqualität und die seelische Gesundheit hat (vgl. Wingchen 2004, S. 269f).

3.2 Lebenssinn und Spiritualität

Dieser Bildungsbereich beschäftigt sich im Rahmen des Arbeitens mit alten Menschen intensiv mit dem Lebenssinn, mit der Sichtweise in Bezug auf den Tod und der Gestaltung der ‚verbleibenden‘ Lebenszeit. Da sich der Lebenssinn analog zu den aktuellen Lebensumständen verändert, ist eine ständige Auseinandersetzung mit der Sinnfrage notwendig, damit der Lebenssinn immer wieder gefunden werden kann, was für eine bestmögliche verbleibende Lebensgestaltung essentiell ist. Daher ist es notwendig, sowohl zurückliegende Erfahrungen und Geschehnisse aufzuarbeiten und neu zu bewerten, als auch aktuelle Lebenskrisen bewältigen zu können. Bei der Wiederfindung und Aufrechterhaltung des Lebenssinnes spielen soziale Kontakte, in erster Linie die Familie, eine zentrale Rolle. Aber auch die religiöse Dimension und persönliche Glaubenshaltungen haben erheblichen Einfluss auf den Lebenssinn alter Menschen und deren Einstellungen im Hinblick auf das Sterben (vgl. Bubolz-Lutz et al. 2010, S.166ff). Gespräche und Auseinandersetzungen mit biblischen Texten, sowie Diskussionen über unterschiedliche Glaubenshaltungen in gruppengeragogischen Angeboten sind zentrale Bestandteile der religiösen Bildungsarbeit. Umfassende Unterstützung in diesen Glaubensfragen finden Seniorinnen/Senioren auch durch die kirchliche Altenseelsorge, die nicht nur Hoffnung in Bezug auf das Leben nach dem Tod gibt, sondern den Seniorinnen/Senioren auch gemäß der individuellen Lebenserfahrungen und Einstellungen zu einer für sie passenden Glaubenshaltung verhilft und Unterstützung in schwierigen Lebenssituationen anbietet. Da sich dieser Altenbildungszweig in Österreich vor allem an christlichen Haltungen orientiert, wird es diesbezüglich in den kommenden Jahrzehnten zu Veränderungen und neuen Herausforderungen kommen, da die Religionspluralität stark zunimmt und die Anzahl christlicher Seniorinnen/Senioren so deutlich abnehmen wird (vgl. Klingenberger 1996, S. 87f).

3.3 Kreative Lebensgestaltung

In der Geragogik wird im Bereich der kreativen Lebensgestaltung meist mit kreativen und schöpferischen Ausdrucksmöglichkeiten, wie zum Beispiel musischen Angeboten und Bastelrunden, sowie mit der kulturellen Bildung, beispielsweise durch Museumsbesuche und diverse Feste und Feiern gearbeitet. Aber auch die Offenheit in Bezug auf den Wandel der Zeit und das Interesse und die Integration dahingehend werden in der Kulturbildungsarbeit im Altenbereich gefördert (vgl. Bubolz-Lutz et al. 2010, S.172ff). Die Entwicklung von Medienkompetenzen stellt in diesem Zusammenhang einen wichtigen Bildungsbereich dar, welcher der sozialen Isolation alter Menschen entgegenwirken soll und ihnen einen leichteren Zugang zu Informationen über aktuelle Themen, Ereignisse und Entwicklungen unserer Zeit ermöglichen kann (vgl. Klingenberger 1996, S. 58). Die Förderung der Kreativität ist aber auch vor allem aufgrund der Tatsache bedeutend, dass die Seniorinnen/Senioren Problemlösungsstrategien selbstständiger und effizienter entwerfen lernen und somit eigene Lebenskrisen und Konflikte im sozialen Umfeld zum Teil eigenständig und in kürzerer Zeit überwinden und lösen können. Die Beschäftigung mit kreativen Tätigkeiten kann auch lebenssinnstiftende Auswirkungen auf

Seniorinnen/Senioren haben, da sie wieder ‚Aufgaben' haben, die das Leben sinnvoll machen und es bereichern (vgl. Bubolz-Lutz et al. 2010, S.172ff).

3.4 Gesundheitlicher Bereich

Da es im Alter insbesondere in körperlicher Hinsicht vermehrt zum Auftreten von Krankheiten und Beeinträchtigungen einzelner oder mehrerer Körperteile bzw. Sinnesorgane kommt, nimmt die gesundheitliche Situation im Alltag an Bedeutung zu (vgl. Bubolz-Lutz et al. 2010, S.182). Da ein möglichst schmerzfreies, uneingeschränktes und gesundes Dasein erheblich zu Wohlbefinden und Zufriedenheit beiträgt und somit starken Einfluss auf die Lebensqualität hat (vgl. Klingenberger 1996, S. 81), zielt geragogische Bildungsarbeit auch bewusst auf die Vorbereitung im Hinblick auf ein gesundes Altern ab. Dabei wird nicht nur auf Allgemeinwissen im medizinischen Bereich Wert gelegt, sondern auch auf den Erwerb kommunikativer Fähigkeiten, sowie Handlungs- und Entscheidungskompetenzen, um selbstständig eventuelle Gesundheitsrisiken einschätzen, ausdrücken und in weiterer Folge rechtzeitig professionelle Hilfe in Anspruch nehmen zu können (vgl. Bubolz-Lutz et al. 2010, S.182). Die Seniorinnen und Senioren sollen einerseits mit krankheitsvorbeugenden Maßnahmen und Risikofaktoren vertraut gemacht werden (vgl. Klingenberger 1996, S. 81), sowie den Umgang mit Krankheiten und eventuell Selbstsorgemaßnahmen erlernen (vgl. Bubolz-Lutz et al. 2010, S.182). Um die Gesundheit und Beweglichkeit zu fördern bzw. zu erhalten, werden neben Turngruppen auch motogeragogische Programme angeboten. Durch verschiedenste Bewegungs-, Entspannungs- und Körpererfahrungselemente soll jedoch nicht nur die Beweglichkeit erhalten bleiben, sondern vor allem auch zur Persönlichkeitsbildung durch Lernprozesse im Bereich der Motorik beitragen (vgl. Klingenberger 1996, S. 85).

3.5 Generationendialog

Die Bedeutung von generationenübergreifenden Angeboten aus der Sicht der Kinder wurde bereits im Kapitel ‚Zielgruppen und Relevanz der Pädagogik' erläutert. Für Seniorinnen/Senioren haben diese sozialen Kontakte nicht nur Relevanz in Bezug auf den Lebenssinn, sondern vor allem auch in pflegerischer Hinsicht. Viele Seniorinnen/Senioren sind in irgendeiner Form auf Versorgung und Pflege angewiesen, die von den eigenen Nachkommen übernommen wird oder auf mobilem bzw. stationärem Weg erfolgt. In allen Fällen findet dabei intensiver Generationendialog statt (vgl. Klingenberger 1996, S. 72). Ein weiterer bedeutsamer Aspekt hinsichtlich intergenerationaler Bildungsarbeit stellt der wechselseitige Wissenserwerb zwischen den einzelnen Generationen dar. Sowohl Junge als auch Alte profitieren vom Wissen und den Kenntnissen der jeweils anderen. Während die Schilderung der umfangreichen Lebenserfahrungen der Seniorinnen/Senioren zu diversen Lernprozessen der jungen Generation beitragen, können umgekehrt beispielsweise medienpädagogische Inhalte weitergegeben werden (vgl. Bubolz-Lutz et al. 2010, S.188f). Es ist jedoch wichtig, sämtliche Aktivitäten zwischen den unterschiedlichen Generationen unter ein bestimmtes Motto zu stellen, um die scheinbar so unterschiedlichen Personengruppen durch das zentrale Thema der Begegnung zu vereinen (vgl. Klingenberger 1996, S. 73), vor allem wenn kein Verwandtschafts- oder Dienstverhältnis besteht und sich die Betreffenden weitgehend fremd sind.

4. Resümee

Die Notwendigkeit der Bildung im Alter begründet sich in erster Linie in der Tatsache, dass Bildung ein lebenslanger, unabschließbarer Prozess ist, der in vielerlei Hinsicht für eine bestmögliche individuelle und selbstbestimmte Lebensgestaltung und Lebensqualität essentiell ist. Dabei richtet sich geragogische Bildungsarbeit nicht nur an die älteste Generation, sondern auch an Kinder und Berufstätige vor der Pensionierung, da auch der Prozess und die damit verbundenen Herausforderungen des Älterwerdens gelernt werden müssen, was optimalerweise eine frühe Auseinandersetzung mit der Thematik voraussetzt. Durch den Erwerb und das Erhalten kognitiver, psychomotorischer, affektiver und sozialer Kompetenzen zielt die Geragogik auf eine möglichst selbstbestimmte Lebensbewältigung und Lebensgestaltung ab. Die möglichen Lernfelder im Alter sind sehr vielseitig, orientieren sich jedoch alle an den allgemeinen Zielen der Altenbildung. Dabei spielen Persönlichkeitserfahrung durch das Hinterfragen und Festigen der eigenen Wert- und Glaubenshaltungen und die Reflexion der persönlichen Biographie, sowie kreative Ausdrucksmöglichkeiten, Wissen und korrektes Verhalten in Bezug auf gesundheitliche Themen und intergenerationale Begegnungen mitunter tragende Rollen. Die Geragogik beschäftigt sich jedoch nicht nur in der Praxis mit der aktiven Bildung alter Menschen, sondern auch im theoretischen Sinne mit den wissenschaftlichen Aspekten der Bildungsmöglichkeiten im Alter, sowie mit der Fort-, Aus- und Weiterbildung von in der Altenarbeit tätigen Personen.

5. Persönliche Stellungnahme

Ich habe mich dazu entschieden, mich im Rahmen einer Seminararbeit mit der Geragogik zu beschäftigen, da mir dieser Bildungszweig völlig fremd war, obwohl ich schon des Öfteren kurzzeitig in Altenheimen gearbeitet habe. Nach der Auseinandersetzung mit diesem Thema ist mir bewusst geworden, dass es solche Angebote durchaus häufig gibt und dieses geragogische Konzept im theoretischen Sinn in vielen Altenheimen sehr präsent ist. Aus eigener Erfahrung kann ich jedoch sagen, dass sich die praktische Umsetzung aber teilweise als problematisch herausstellt und in erster Linie zu Konflikten zwischen den organisatorischen Instanzen (Pflegedienstleitung, Heimleitung) und den Altenfachbetreuerinnen/Altenfachbetreuern führt. Das Hauptproblem ist jedoch nicht das Fehlen fachlicher Kompetenzen bezüglich geragogischer Bildungsarbeit, sondern der Personalmangel. Es fehlt den Altenfachbetreuerinnen/Altenfachbetreuern an zeitlichen Ressourcen, um mit den Seniorinnen/Senioren geragogisch zu arbeiten. Die Integration der Geragogik in den Heimalltag, wie zum Beispiel das verpflichtende Zubereiten sämtlicher Mahlzeiten für alle Gruppenmitglieder gemeinsam mit den Klientinnen/Klienten ist zwar ein typisch geragogischer Ansatz, in der Praxis jedoch nicht umsetzbar, da der zeitliche Druck ein ständiges gemeinsames Kochen mit den Seniorinnen/Senioren nicht zulässt, weil dies mehr Zeit in Anspruch nimmt und somit in der Realität in erste Linie vom Fachpersonal übernommen wird, was weder für die Klientinnen/Klienten, noch für das Personal zielführend ist. Darum finde ich, dass sich der Einsatz von Geragoginnen/Geragogen mehr etablieren sollte, da sie sich ausschließlich der Bildungsarbeit widmen können, während die Altenfachbetreuerinnen/Altenfachbetreuer nur für den Bereich der Pflege verantwortlich sind und somit etwas entlastet wären. Dafür müsste die Anzahl ausgebildeter Geragoginnen/Geragogen in Österreich jedoch deutlich zunehmen. Ich denke, dass das Berufsbild selbst für viele Menschen, die im Sozialbereich arbeiten möchten, durchaus ansprechend ist, jedoch kaum jemandem bekannt ist. Außerdem ist in vielen Altenheimen leider noch keine Stelle für eine Geragogin/einen Geragogen vorgesehen, was sich in der Zukunft aufgrund der starken Zunahme geragogischer Angebote und Arbeitsweisen denke ich ändern wird. Ich habe während meiner Praktika in Altenheimen die Erfahrung gemacht, dass wiederkehrende geragogische Angebote für die Seniorinnen/Senioren strukturgebende Wirkung haben und sie positiv in ihrem Selbstwertgefühl bestärken, wenn ihnen das Gefühl gegeben wird, gebraucht zu werden, was für mich immer sehr erfüllend zu beobachten war.

6. Quellenverzeichnis

6.1 Literaturquellen

Bubolz, E. (1979). Methoden kreativer Therapie in einer integrativen Psychotherapie mit alten Menschen. In: Wingchen, J. (2004). Geragogik. Von der Interventionsgerontologie zur Seniorenbildung. (5. Aufl.). Hagen: B. Kunz Verlag.

Bubolz-Lutz, E., Gösken, E., Kricheldorff, C. & Schramek, R. (2010). Geragogik. Bildung und Lernen im Prozess des Alterns. Das Lehrbuch. Stuttgart: W. Kohlhammer.

Diakonisches Werk der Evangelischen Kirche in Deutschland (1979). Hilfe für das Alter. Bildungsarbeit. In: Wingchen, J. (2004). Geragogik. Von der Interventionsgerontologie zur Seniorenbildung. (5. Aufl.). Hagen: B. Kunz Verlag.

Klingenberger, H. (1996). Handbuch Altenpädagogik. Aufgaben und Handlungsfelder der ganzheitlichen Pädagogik. Bad Heilbrunn: Julius Klinkhardt.

Paloús, R. (1979). Die Schule der Alten. J. A. Comenius und die Gerontagogik. In: Bubolz-Lutz, E., Gösken, E., Kricheldorff, C. & Schramek, R. (2010). Geragogik. Bildung und Lernen im Prozess des Alterns. Das Lehrbuch. Stuttgart: W. Kohlhammer.

Wingchen, J. (1995). Geragogik. Lehr- und Arbeitsbuch für Altenpflegeberufe. Hagen: B. Kunz Verlag.

Wingchen, J. (2004). Geragogik. Von der Interventionsgerontologie zur Seniorenbildung. (5. Aufl.). Hagen: B. Kunz Verlag.

6.2 Internetquellen

Bacher, E. (o.J.). Geragogik.
URL: http://www.geragogik.net/geragogik (Stand: 12.02.2016)

Deutscher Bildungsserver (o.J.). Wissenschaft und Forschung: Gerontologie. Geragogik. Gerontagogik.
URL: http://www.bildungsserver.de/Wissenschaft-und-Forschung-Gerontologie.-Geragogik.-Gerontagogik-1450.html (Stand: 13.02.2016)

Mitterlechner, Ch. (2011). Erwachsenenbildung als Faktor aktiven Alterns. Geragogin? Geragoge? Ein neuer Beruf für Bildung und Lernen im Alter(n).
URL: www.erwachsenenbildung.at/magazin (Stand: 13.02.2016)

Sachs, I. (2009). Geragogik. Bildungsproviant für das Berufsleben und danach.
URL: http://kdz.eu/en/node/1338 (Stand: 13.02.2016)

Universitätsklinikum Jena (o.J.). Klinik für Geriatrie.
URL: http://www.geriatrie.uniklinikum-jena.de/Klinik+f%C3%BCr+Geriatrie/Was+ist+Geriatrie_.html (Stand: 13.02.2016)

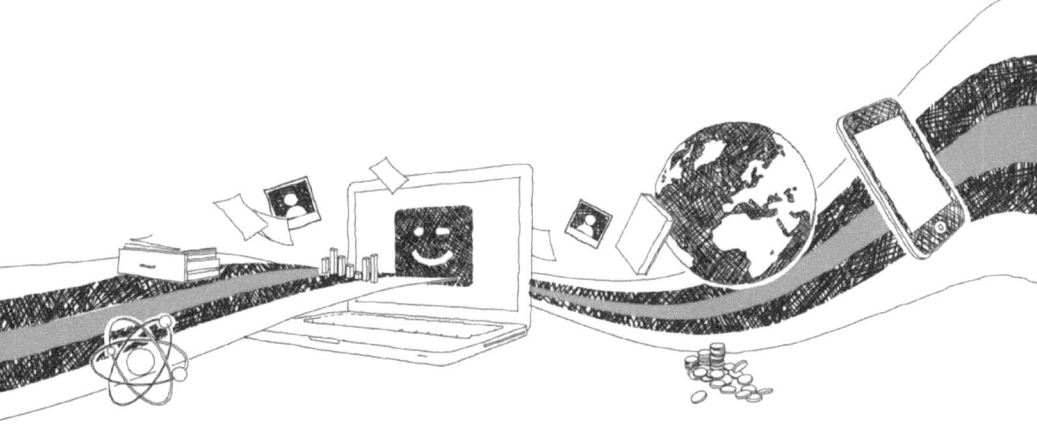